BEI GRIN MACHT SICH IHR WISSEN BEZAHLT

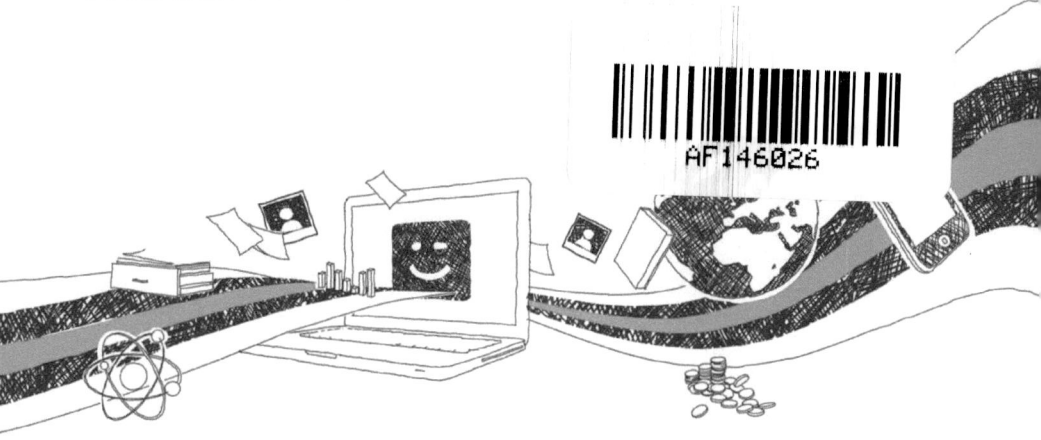

AF146026

- Wir veröffentlichen Ihre Hausarbeit, Bachelor- und Masterarbeit

- Ihr eigenes eBook und Buch - weltweit in allen wichtigen Shops

- Verdienen Sie an jedem Verkauf

Jetzt bei www.GRIN.com hochladen und kostenlos publizieren

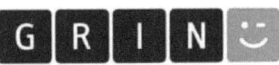

Bibliografische Information der Deutschen Nationalbibliothek:

Die Deutsche Bibliothek verzeichnet diese Publikation in der Deutschen National-
bibliografie; detaillierte bibliografische Daten sind im Internet über http://dnb.d-
nb.de/ abrufbar.

Impressum:

Copyright © 2017 GRIN Verlag
Druck und Bindung: Books on Demand GmbH, Norderstedt Germany
ISBN: 9783668662841

Dieses Buch bei GRIN:

https://www.grin.com/document/412012

Eva-Maria Endruweit

Grundlagen für kommunale Demenzversorgung

Stand der Versorgungsforschung in Deutschland

GRIN Verlag

GRIN - Your knowledge has value

Der GRIN Verlag publiziert seit 1998 wissenschaftliche Arbeiten von Studenten, Hochschullehrern und anderen Akademikern als eBook und gedrucktes Buch. Die Verlagswebsite www.grin.com ist die ideale Plattform zur Veröffentlichung von Hausarbeiten, Abschlussarbeiten, wissenschaftlichen Aufsätzen, Dissertationen und Fachbüchern.

Besuchen Sie uns im Internet:

http://www.grin.com/

http://www.facebook.com/grincom

http://www.twitter.com/grin_com

Hamburger Fern- Hochschule

Studiengang Management von Organisationen und Personal im Gesundheitswesen (M.A.)

Bonn

STAND DER VERSORGUNGSFORSCHUNG IN DEUTSCHLAND

Ergebnisse aus der Versorgungsforschung als Planungsgrundlage der Demenz-versorgung im kommunalen Setting

Modul Versorgungsforschung

Herbstsemester

Von
Eva- Maria Endruweit

Datum: 27.02.2017

1 Inhaltsverzeichnis

2 Abkürzungsverzeichnis

DAGS	Deutsche Alzheimer- Gesellschaft
SVR	Sachverständigenrat zur Begutachtung der Entwicklung im Gesundheitswesen
DNVF	Deutsches Netzwerk für Versorgungsforschung
IMVR	Institut für Medizinsoziologie, Versorgungsforschung und Rehabilitationswissenschaft
WINEG	Wissenschaftliches Institut für Nutzen und Effizienz im Gesundheitswesen
Vgl.	vergleiche
DFG	Deutsche Forschungsgemeinschaft
GKV	Gesetzliche Krankenversicherung
DNQP	Deutsches Netzwerk für Qualitätssicherung in der Pflege
BMFSJ	Bundesministerium für Familie, Senioren, Frauen und Jugend

3 Kommunale Demenzversorgung als demographische Herausforderung

Die folgende Arbeit befasst sich mit dem „Stand der Versorgungsforschung in Deutschland". Anhand einer gezielten Fragestellung und gestützt durch wissenschaftliche Literatur, wird die aktuelle Situation der Versorgungsforschung durch Verknüpfung mit einer praxisbezogenen Thematik recherchiert, dargestellt und diskutiert. Die Versorgungsforschung, auf deren Geschichte im Folgenden noch eigegangen wird, ist eine hierzulande noch sehr junge Wissenschaftsdisziplin, daher erfolgen zu Anfang eine inhaltliche Definition, sowie die Abgrenzung von anderen Wissenschaften. Die Methoden, die in diesem Forschungszweig zur Anwendung kommen, werden dargestellt und erläutert. Hintergrund der Themenwahl und der damit verbundenen Fragestellung ist ein auf kommunaler Ebene angesiedeltes, in Planung befindliches Projekt, mit dem Ziel, die Versorgungsstrukturen innerhalb einer ländlichen Gemeinde mit ca. 4500 Einwohnern in vier Ortsteilen an die demographische Situation, insbesondere für Menschen mit Demenz, anzupassen. Die Deutsche Alzheimer- Gesellschaft geht momentan, so auf einem Informationsblatt der Organisation, von einem Stand von 1,6 Millionen Menschen in Deutschland aus, die an Demenz erkrankt sind. Jährlich wird ein Zuwachs an Neuerkrankungen von 300.000 Menschen prognostiziert (vgl. Anlage 1). Das stellt die Versorgung der Gesellschaft vor große Herausforderungen und erfordert neue Strukturen, innerhalb der Lebenswelten der Betroffenen. Dies geht auch aus einem Gutachten des Sachverständigenrats im Gesundheitswesen aus dem Jahr 2014 hervor, der dort unter Punkt 274 eine Förderung von familiären Hilfspotenzialen, vor allem für ländliche und strukturschwache Regionen einfordert und zusammenhängend damit die Entwicklung zielgruppenspezifischer, lebensweltorientierter Konzepte forciert (vgl. SVR 2014:274). Während die Versorgungsforschung in Amerika bereits seit den 50er Jahren des vergangenen Jahrhunderts von großer Bedeutung ist, so Hoffmann, wurde sie in Deutschland erst Anfang des 21. Jahrhunderts durch ein Gutachten des Sachverständigenrates zur Begutachtung der Entwicklung im Gesundheitswesen diskutiert. Der erste offizielle Kongress fand 2002 in Köln statt (vgl. DNVF 2017a). Die Gründung des Deutschen Netzwerkes für Versorgungsforschung (DNVF) folgte 2006 in Berlin (DNVF 2017b). Unter anfänglich verstärkendem Einfluss der Bundesärztekammer (vgl. Scriba in Pfaff 2013:V) gilt sie inzwischen auch hierzulande als ein etabliertes `Forschungsgebiet`, wobei Hoffmann sie mit diesem Begriff von den Wissenschaften im eigentlichen Sinne abgrenzt (vgl. Hoffmann 2013:21). Ihre Vorläufer sind, so Pfaff, die Medizinsoziologie und auch die Public – Health- Forschung, wobei er sich dabei auf Aussagen von Rohde und Badura stützt (Pfaff 2013:10). Neben den fachlichen Grundlagen aus Pflege und Medizin sind für die von mir gewählte Praxisfragestellung vor allem die Rahmenstrukturen, in denen die Versorgung der betroffenen Menschen und Angehörigen stattfindet, von Bedeutung. Da es bereits viele punktuelle und gute Strategieansätze innerhalb der Bundesrepublik gibt, die in Fach- und Tagesmedien erscheinen und auch Bundesförderprogramme auf die Versorgung bestimmter Gruppen ausgerichtet sind[1], stellt sich die Frage nach den Ergebnissen der bisher bereits durchgeführten Forschungsprojekte, sowie nach dem dazu bereits vorhandenen theoretischen Wissensfundus. Anhand einer gezielten Literaturrecherche soll der aktuelle Stand der Versorgungsforschung die Frage beantworten, inwieweit bereits wissenschaftlich fundierte Aussagen zur Gestaltung primär nötiger Strukturen zur häuslichen Demenzversorgung im kommunalen Setting getroffen werden können. Welche Versorgungs-und Unterstützungsangebote sind primär von Bedeutung, um die häusliche Demenzversorgung für Betroffene und Angehörige innerhalb der Gemeinde zu sinnvoll zu gestalten und zu optimieren? Anhand einer exemplarischen Studie aus der Datenbank „Versorgungsforschung Deutschland.de" wird der aktuelle Stand der Versorgungsforschung zur Thematik analysiert und folgend die Methodik der Forschungsarbeit erläutert, sowie hinsichtlich der Fragestellung analysiert. Weitere Methoden der Versorgungsforschung werden im Anschluss daran auf Ihre Anwendbarkeit hinsichtlich ihrer Stärken und auch Grenzen diskutiert. Abschließend erfolgt eine Zusammenfassung des aktuellen Forschungsstandes zur Gestaltung von Versorgungsstrukturen für Menschen mit Demenz im kommunalen Setting, sowie ein Ausblick auf weitere Forschungsmöglichkeiten und Fragestellungen, die sich durch die Recherchen ergeben.

---

[1] BMFSJ (2014): Lokale Allianzen für Menschen mit Demenz

4 Recherche der Literatur

Um einen Überblick über verschiedene Definitionen, forschende Organisationen und auch Methoden zu erhalten, erfolgt zunächst eine Sichtung der zum Thema vorhandenen aktuellen Fachliteratur in Buchform. Hier können die theoretischen Grundlagen der wissenschaftlichen Fachrichtung, nebst ausführlichen Erläuterungen in strukturierter Form gesichtet und erfasst werden. Umfang und Grenzen der anzuwendenden Methoden werden dort ausführlich beleuchtet. Um an Informationen im direkten Zusammenhang der Versorgungsforschung mit Demenz zu kommen, eignet sich eine erste Stichwortsuche mit der Suchmaschine. Im Rahmen der Aufgabenstellung folgt die gezielte Datenbankrecherche, bezogen auf die eigentliche Fragestellung, bei der Datenplattform „Versorgungsforschung- Deutschland.de". Es handelt sich dabei um eine kostenfreies und öffentliches Online- Register, in dem deutschlandweite Projekte zur Gesundheits- und Krankheitsversorgung gelistet sind. So sollen laufende und auch abgeschlossene Projekte transportiert und kommuniziert, sowie deren Forschungsergebnisse an die Fachwelt publiziert werden. Die Datenbank umfasst zum Recherchezeitpunkt eine Sammlung von 590 Projekten. Sie wurde durch das Institut für Medizinsoziologie, Versorgungsforschung und Rehabilitationswissenschaft (IMVR) der Humanwissenschaftlichen Fakultät und der Medizinischen Fakultät der Universität zu Köln, sowie des Wissenschaftlichen Instituts der TK für Nutzen und Effizienz im Gesundheitswesen (WINEG) ins Leben gerufen (vgl. Versorgungsforschung-Deutschland 2017).

5 Versorgungsforschung- Definition

Die Versorgungsforschung als wissenschaftliche Forschungsrichtung ist in Deutschland noch eine sehr junge Disziplin (vgl. DNVF 2017a). Sie befasst sich mit der Untersuchung von Zusammenhängen, sowie den Ursachen und Wirkungen innerhalb der Versorgungsprozesse und deren beeinflussenden Strukturen. Nach Pfaff ist sie „… ein fachübergreifendes Forschungsgebiet, das die Kranken und Gesundheitsversorgung und ihre Rahmenbedingungen beschreibt und kausal erklärt, zur Entwicklung wissenschaftlich fundierter Konzepte beiträgt, die Umsetzung neuer Versorgungskonzepte begleitend erforscht und die Wirksamkeit von Versorgungsstrukturen und -prozessen unter Alltagsbedingungen evaluiert". (Pfaff 2011:2) Die Basis besteht aus drei unterschiedlich gewichteten Grundkonzepten, die die Orientierungsrichtung des jeweiligen Forschungsinhaltes bilden. So kann das Interesse der Forschung auf das Ergebnis des Versorgungsprozesses, die Patienten oder auch auf die Multidisziplinarität ausgerichtet sein (vgl. Pfaff 2011:2). Die auf der Homepage des wissenschaftlichen Arbeitskreises des DNVF verankerte Definition und Abgrenzung der Versorgungsforschung ähnelt stark der von Pfaff, allerdings sind hier 5 Funktionsebenen aufgeführt und differenziert, die inhaltlich die von Pfaff in 3 Grundorientierungen unterteilte Definition wiederspiegeln (Anlage 2).

5.1 Ziele und Ausrichtung der Versorgungsforschung

Die Ergebnisorientierung bewertet, so Pfaff, das *Outcome* von Methoden, Konzepten und auch Versorgungsmaßnahmen hinsichtlich ihrer Struktur- und Prozessqualität. Der Ursachengegenstand hat wiederum Einfluss auf die eigentliche Zielsetzung, sowie die dafür auszuwählenden Methoden der Ergebnisgewinnung (vgl. Pfaff 2011:3). Damit vernetzt die Versorgungsforschung Wissen aus vielen unterschiedlichen Wissenschaftsdisziplinen. Er nennt hier ohne Anspruch auf Vollständigkeit als grundlegende Basiswissenschaften die Epidemiologie, die Evidenz- basierte Medizin, Qualitäts- und Sicherheitsforschung, Lebensqualitätsforschung, Klinische Fachgebiete, Organisation und Soziologie, Lernwissenschaften wie Pädagogik und Didaktik, die Gesundheitsökonomie, Public Health, Jura und auch Ethik und betont in diesem Kontext die Integration all dieser Fakultäten zum gemeinsamen Nutzen einer guten Versorgung des Patienten als ein spezifisches Ziel (vgl. Pfaff 2011:3). Damit soll die Versorgungsforschung als eigenständiges Wissensgebiet Antworten liefern, die es allen an einer guten Gesundheitsversorgung beteiligten Akteuren ermöglichen, kosteneffizient und qualitativ hochwertig, auf die Bedürfnisse der Zielgruppe abgestimmt und auf evidenzbasierter Grundlage, zu handeln und die Ergebnisse auf die Versorgung der Bevölkerung im jeweiligen Setting optimal anzuwenden. Daher kann sie auf die zu Anfang gestellte Ausgangsfrage wichtige Studienerkenntnisse liefern, die im Rahmen der Demenz aus den verschiedenen wissenschaftlichen Perspektiven bereits erforscht wurden. Diese Ergebnisse sind anschließend Planungsgrundlage zur konkreten primären Zielausrichtung des geplanten Projektes im Setting der Kommune als Lebensraum.

5.2 Die Methoden der Versorgungsforschung

Die fünf in der Datenbank formulierten Forschungsfunktionen bilden demnach die Gesamtheit aller methodischen Forschungsansätze und -möglichkeiten ab. Es kommen dabei experimentelle Grundlagenforschung und epidemiologische Studien in Frage, aber auch klinisch- epidemiologische Forschung. Zur Bewertung einer verfügbaren Evidenz können Metaanalysen oder auch systematische Reviews durchgeführt werden. Die Evidenzbasierte Medizin, sowie die Evaluation von Wirkungen bereits vorhandener Versorgungsstrukturen unter Alltagsbedingungen vervollständigen die Ansätze. Die Methoden, die im Zusammenhang mit der Versorgungsforschung zur Anwendung kommen, sind daher sehr vielfältig und werden im Sinne von Forschungsdesigns differenziert. Sie können demnach durch Anwendung von "...quantitativen, qualitativen, deskriptiven, analytischen und evaluativen wissenschaftlichen Methoden..." (Arbeitskreis Versorgungsforschung 2004:1) erfolgen. Nach Braun gibt es allerdings keine „...allgemein akzeptierte Klassifikation von Forschungskonzepten oder -designs" (Braun et al 2013:41). Die Bundesärztekammer grenzt in ihrem Positionspapier zur Versorgungsforschung auf der Homepage deutlich die Kranken- und Gesundheitsversorgung gegeneinander ab und weist damit auf die Entwicklung neuer Strukturen und Systeme für die Gesundheits- und Krankenversorgung als einen bipolaren wissenschaftlichen Auftrag. Der Bereich der Krankenversorgung umfasst danach „...die medizinische und psychosoziale Betreuung Pflege, Diagnose, Behandlung, Rehabilitation und Nachsorge eines kranken Menschen durch medizinische und nicht- medizinische Anbieter von Gesundheitsleistungen, einschließlich der Förderung der Selbstkompetenz und Selbstversorgung"(Arbeitskreis Versorgungsforschung 2004:1). Zur Gesundheitsversorgung zählen die „...individuums- und populationsbezogene Prävention und Gesundheitsförderung, die durch medizinische und nicht- medizinische Gesundheitseinrichtungen und -fachkräfte erbracht werden" (Arbeitskreis Versorgungsforschung 2004:1), was auch nochmals grundsätzlich durch das *Institutions- und Professionsprinzip* differenziert wird. Durch die Summe aller Ergebnisse der verschiedenen Forschungszweige soll auf diese Weise eine „lernende Versorgung" ermöglicht und umgesetzt werden, die sich als ständiger Prozess weiterentwickelt (vgl. Arbeitskreis Versorgungsforschung 2004:2).

5.3 Möglichkeiten und Grenzen

Die Versorgungsforschung ist jedoch neben dieser primären Ausrichtung auch von weiteren steuernden und leitenden Zielen gelenkt. Durch den Arbeitskreis wird unmissverständlich formuliert, dass Humanität, Qualität, Patienten- und Mitarbeiterorientierung, sowie die Wirtschaftlichkeit als gleichwertig zu betrachten sind (Arbeitskreis Versorgungsforschung 2004:2). Dies impliziert und verdeutlicht nochmals die Grenzen des Forscherhandelns, was sich auch dadurch zeigt, indem bei der Abgrenzung zu anderen Wissenschaften eine Differenzierung nach Zugehörigkeit zur Versorgungsforschung erfolgt. Die „uneingeschränkt zugehörenden Bereiche" umfassen demnach die Untersuchung der Arzt- Patient- Beziehung oder Untersuchungen zu ökonomischen Aspekten der Versorgung. Daneben gibt es „bedingt zur Versorgungsforschung gehörende" gelistete Wissenschaften, wie Public Health oder die Systemforschung. Klar ausgeschlossen werden Verfahren wie Untersuchungen zur Erforschung klinischer Praxis, die unter Idealbedingungen konstruiert sind und keine Alltagsbedingungen abbilden. Weiterhin konkret unter Ausschluss benannt sind auch Arzneimittelstudien in den Entwicklungsphasen, sowie die reine analytische epidemiologische Ursachenforschung (vgl. Arbeitskreis Versorgungsforschung 2004:4). Die Versorgungsforschung liefert damit letztendlich unterschiedliche valide evidenzbasierte Daten aus den verschiedenen wissenschaftlichen Disziplinen und mit variablen Erhebungsmethoden zur Unterstützung von, in erster Linie politischen

Entscheidungen und Rahmenvorgaben, aber auch für die unterschiedlichen Professionen und Akteure im Gesundheitswesen (vgl. Schmacke 2014: 14,15).

5.4 Das input- throughput- output- outcome- Modell

Um die einzelnen Komponenten systematisch zu untersuchen und zu strukturieren, hat sich in allen gesichteten und benannten Literaturquellen unter Pfaff, Hoffmann und auch laut des wissenschaftlichen Arbeitskreises das amerikanische Modell bewährt, welches als *„input- throughput- output- outcome- Modell"* bezeichnet wird (Pfaff 2013,14ff., Schmacke 2014:27-28, Arbeitskreis Versorgungsforschung 2004:3). Darin werden die einzelnen Forschungsgebiete nach den zeitlichen Abschnitten der Versorgung betrachtet. So untersucht der Bereich des *input* den Eintritt ins Versorgungssystem, während der Fokus bei *throughput* auf die organisatorischen, diagnostischen und therapeutischen Bereiche gerichtet ist. Der *output* beschreibt die unmittelbar erbrachten Versorgungsleistungen am Patienten, allerdings ohne Betrachtung der Wirkung der Interventionen, denn das ist im Bereich der *outcome*- Forschung angesiedelt, womit letztendlich die Erreichung der ursprünglich gesetzten Ziele überprüft werden kann (vgl. Pfaff 2011:4). Es entsteht ein Abbild eines Versorgungsprozesses, aufgeteilt in die einzelnen Leistungsbereiche. Damit liefert dieses neue Forschungsgebiet Wissen über die Grundlagen des Systems und über das Institutionsverhalten, neue Inhalte zur Erweiterung des theoretischen Fundus und zur Entwicklung weiterer Forschung. Ebenso erkennt und untersucht die Versorgungsforschung aber auch Anwendungsmöglichkeiten, die in der Praxis direkt zur Umsetzung kommen (vgl. Arbeitskreis Versorgungsforschung 2004:3).

6 Verlauf der Literaturrecherche

6.1 Allgemeine Stichwortsuche,

Als Suchmaschine im Rahmen der allgemeinen ersten Stichwortsuche wurde zunächst Google unter http://www.google.de verwendet. Die beiden Begriffe „Versorgungsforschung" und „Demenz", nur durch Leertaste getrennt, erhielten über 60.300 Treffer. Hier erscheinen direkt unter den Ergebnissen der ersten Seite die bereits vorhandenen Organisationen der Versorgungsforschung. Beide Begriffe verbunden mit „AND" ergaben noch über 60.000 Treffer und durch die Beziehung zum Begriff „Deutschland", ebenso mit der Operation „AND" verbunden, stieg die Ergebnissumme auf über 82. 000 Treffer an. Bei einer zweiten Stichwortsuche mit den Begriffen „Versorgungsforschung" und „Geschichte", getrennt durch Leertaste, wurden 64.000 Treffer erzielt. Auch hier sind die oberen Ergebnisse durch die Dachorganisationen und großen Forschungsverbünde belegt. Das DNVF und auch die Deutsche Forschungsgemeinschaft-DFG, belegen die ersten Plätze der Liste. Darunter erscheint auch direkt die Datenbank „Versorgungsforschung-Deutschland.de".

6.2 Die Datenbank Versorgungsforschung- Deutschland.de

Um bei der Recherche an die gesuchten Studienergebnisse zu gelangen, bietet die Datenbank „Versorgungsforschung- Deutschland.de" verschiedene alternative Funktionen. Das Recherchieren der Studien kann, neben der einfachen Stichwortsuche, über verschiedene Suchwege erfolgen: im Bereich *Fokus* wird unterschieden, wo die Projekte durchgeführt wurden, also in welchem Setting der Versorgung, wohingegen auch eine Themensuche nach *medizinischen Fachgebieten* möglich ist. Eine gute Übersicht für regionale Vergleiche bietet die Unterteilung der Projekte *nach Bundesländern*. Zusätzlich können über eine Liste nach der *forschenden Einrichtung* oder über eine alphabetische Sortierung der Namen der *Projektleiter* Studienergebnisse gefunden werden.

Bei der Ansicht der differenzierten Themenliste innerhalb dieser Kategorien entsteht ein erster Überblick über Fragestellungen und bereits abgeschlossene und auch aktuell noch laufende Projekte. In tabellarischer Darstellung werden dazu grundsätzliche Informationen über die einzelnen Studien bereitgestellt. Die

Forschungsarbeiten werden hier nochmals in indikationsübergreifende und auf eine spezielle Krankheitsindikation bezogene Forschung differenziert und auch nach Zugehörigkeit zum Sektor, in dem das Versorgungsvorhaben stattfindet, bzw. verankert ist. Im Bereich der sektorenübergreifenden Versorgung sind vor allem der Zugang für die Inanspruchnahme von Leistungen und die Effektivität von einzelnen Versorgungsmaßnahmen im Focus der Betrachtung. Hier kommen Evaluationsstudien im Rahmen quantitativer Forschung zu Einsatz, die meist durch Sekundärdaten der GKV in Form von Stichproben prospektive und auch retrospektive Aussagen treffen können. Es handelt sich dabei in vielen Fällen um nicht- randomisierte Studien, die riesige Datenmengen zum Abgleich erfassen können und die bereits an anderer Stelle vorliegen. Nachteilig bei der Verwendung dieser Daten kann sein, dass sie keine Angaben abbilden zu Krankheiten ohne Arztkontakt, Selbstmedikationen, klinischen Parametern oder auch zum Lebensstil. Dazu negativ verstärkend kommt ihre Abhängigkeit von politischen oder finanzökonomischen Rahmenbedingungen (vgl. Schmacke 2014:38).

Werden Primärdaten direkt erhoben, finden sich telefonische Stichproben, Beobachtungen, aber auch Interviews oder die Erhebung durch Fragebögen. Diese Daten werden zur Erstellung qualitativer Forschungsarbeiten benötigt und sollen soziale Phänomene wie Meinungen und Haltungen, Prägungen durch Lebensereignisse oder auch das Institutions-und Akteurverhalten im System hinterfragen (vgl. Schmacke 2014:39).

Eine erste Stichwortsuche in der Datenbank mit den Begriffen Demenz und Versorgung lieferte 27 Ergebnisse aus unterschiedlichen Forschungsbereichen und grenzte die Suche damit ein. In der erscheinenden Liste können nun der Zeitraum der wissenschaftlichen Erhebung, sowie auch der Bezug zur Indikationsstellung und zur Versorgungsform erfasst werden, was eine weitere Eingrenzung bezüglich dieser Kriterien ermöglichte.

Nach Öffnung der einzelnen Studie erhält man eine zusammenfassende Beschreibung über Ziele und Methodik der durchgeführten Untersuchung. Studien, die längere Zeit abgeschlossen sind, veröffentlichen die Aussagenergebnisse teilweise im Anhang und in der Volltextversion, oftmals verweisen sie an dieser Stelle aber auf weitere Publikationen, die dann für den Leser teilweise kostenpflichtig sind. Bei Studien, die noch nicht abgeschlossen wurden, ist erkennbar, dass Informationsgehalt und Publikationsstand zu Zwischenergebnissen sehr heterogen sind, von Hinweisen auf Veröffentlichungen von Artikeln zu den Teilergebnissen in Fachzeitschriften oder auch, dass noch gar keine Ergebnisse der Studie veröffentlicht wurden. Das grenzt die eigene Suche wiederum ein, da in einem solchen Fall keine signifikanten Aussagen zur Problematik vorliegen und die Studien daher noch keine Relevanz für die eigene Fragestellung besitzen.

6.3 VerAH- Dem: Eine Studie zu Versorgungsarrangements für Menschen mit Demenz

Um der Frage nachzugehen, welche Strukturen sich bisher im kommunalen Setting erfolgreich bewähren, konnte die Studie *VerAH- Dem*, die sich mit den Verläufen häuslicher Versorgungsarrangements für Menschen mit Demenz beschäftigt, Aufschluss geben und wurde daher ausgewählt. Sie wurde von 2010-2013 vom „Deutschen Zentrum für neurodegenerative Erkrankungen" in Witten, unter Leitung von Dr. Bernhard Holle, durchgeführt und auf Grundlage von Primärdaten erstellt. Die Ziele dieser Forschungsarbeit waren zum einen, die „Erfassung und Beschreibung der Strukturen und relevanter Helfer und Hilfen in häuslichen Versorgungsarrangements für Menschen mit Demenz (Selbstorganisation informeller Hilfen und Inanspruchnahme formeller Hilfen)", sowie die „Rekonstruktion des Versorgungshandelns informeller Pflegepersonen bei der Gestaltung der häuslichen Versorgung von Menschen mit Demenz im Verlauf der Demenz (typische Verläufe)" (Holle 2014:1) zu analysieren. Dabei kam ein, so Holle, *Mixed- Methods Design* in Form qualitativer Interviews und Fragebögen als Querschnittstudie und unterstützt durch Literaturarbeit, zur Anwendung. Um den Bedarf einer angemessenen Versorgung zu ermitteln, wurde für diese Erhebung ein eigenes Assessmentinstrument zur Erfassung häuslicher Versorgungsarrangements für Menschen mit Demenz (D-IVA) entwickelt. Dabei handelte es sich um einen individuellen Fragebogen, der 102 Versorgungsarrangements auf Basis soziodemografischer Kriterien von Betroffenen und deren Pflegepersonen erfassen sollte. Die Studie wurde mit Pflegebezugspersonen aus einem kleinstädtisch- ländlichen Bereich durchgeführt und erfragte konkret die häusliche Organisation der Pflege, sowie die Inanspruchnahme von informellen und auch formellen Hilfen. Der eigentlichen Erhebung ging ein Pretest voraus. Nach Rücklauf der Fragebögen wurden alle quantitativen Daten mit Hilfe von Assoziationsanalysen ausgewertet. Die Hauptpflegepersonen wurden in Leitfaden gestützten Narrativinterviews ergänzend befragt. Sogenannte Kontrastfälle (Fälle mit hohen Abweichungen von der Gesamtheit) wurden nach 14 Monaten erneut interviewt. Im Rahmen der Datenanalyse wurden die Fälle unter Einfluss der objektiven Hermeneutik nach Oehmermann rekonstruiert. Es handelt es sich dabei um eine wissenschaftliche Methode der empirischen Sozialforschung, die Textanalysen zur Ergebnisgewinnung vornimmt, aber hier aufgrund der Zielsetzung der Arbeit nicht weiter ausgeführt wird.

6.4 Ergebnisse der Studie VerAH-Dem

Die Ergebnisse, der in der Studie *VerAH- Dem* durchgeführten Fragebogenerhebung (Anlage 3), zeigten einen hohen Bedarf an nötigen Unterstützungsangeboten im dort untersuchten ländlich- kommunalen Raum auf. Die meisten Arrangements der häuslichen Versorgung umfassten einen Zeitraum von 3-4 Jahren und die Personen waren im Durchschnitt älter als 80 Jahre. 80% der informellen Pflegepersonen der Studie waren weiblich. Ein hoher Teil der Befragten, meist Kinder oder Ehepersonen, des an Demenz Erkrankten, gab an, die Situation auch zukünftig gut bewältigen zu können, allerdings sei ein hohes Maß an Hilfen im Alltag erforderlich. Bei den Meisten bestand der Kontakt zum Versorgungssystem schon in Form einer Demenzdiagnose (89,2%), Pflegestufe (89,6%) oder einer gesetzlichen Betreuung (61%). Bei 14,7% war keinerlei informelle oder professionelle Hilfe vorhanden. Der Kontakt zum Unterstützungssystem wurde in allen Fällen bereits im ersten Jahr der Erkrankung hergestellt, wobei in über der Hälfte der Fälle ambulante Pflegedienste als Unterstützungsangebot genutzt werden. Eine Stichprobeanalyse ergab einen statistischen Zusammenhang zwischen der optimistischen Einschätzung der Pflegesituation durch die Pflegeperson und dem Vorliegen einer Pflegestufe der Kategorie 2-3. Der tägliche gemessene Anteil der Pflegeleistungen durch die informelle Pflegeperson betrug durchschnittlich 12,2 Stunden, was als sehr hoch zu bewerten ist und über eine reguläre tägliche Arbeitszeit weit hinausgeht. Dies verdeutlicht, dass die Versorgungsstabilität weitgehend von der unterstützenden Familie, bzw. den direkten Bezugspersonen abhängig ist. Dies bestätigt sich durch formulierte Überlastungen und die Notwendigkeit zur Erholung. Das Anfordern erster informeller Hilfen wurde in den meisten Fällen durch eben diese Überforderungssymptomatik ausgelöst. Beim Verlauf der Erkrankung konnten durch die Studie verschiedene Phasen innerhalb der Versorgung differenziert werden und dass vor allem die erste Phase zu Beginn der Erkrankung für alle Beteiligten als „stürmisch" und besonders herausfordernd erlebt wurde. Durch die Fallrekonstruktionen wurden *vier typische Ausprägungen* des Versorgungshandelns abgebildet, die nun wiederum eine Grundlage für weitere Forschungsarbeiten bieten. Die Studienergebnisse wurden nach der Evaluation für weitere Forschungen bereitgestellt und der Fragebogen im Rahmen eines Folgeprojektes modifiziert, wo er anschließend in mehreren Erhebungswellen unter dem Studiennamen „Dem-net-D" angewendet wurde (vgl. Holle 2015b). Auf der Grundlage der Primärdaten konnte noch ein weiteres Forschungsprojekt angeschlossen werden, welches die Wichtigkeit der Vernetzung der Versorgungsangebote im kommunalen Raum bestätigt und die Einrichtung von kommunalen Demenznetzwerken zur Entwicklung von Versorgungsangeboten und -strukturen zur zentralen Steuerung befürwortet. Aufgrund dieser Tatsache stellt sich weiterführend die Frage, wie eine kosteneffiziente Form der Versorgung innerhalb der kommunalen Strukturen umgesetzt und gewährleistet werden kann. Bereits jetzt betragen die durchschnittlichen geschätzten Kosten der Demenz nach dem Bundesministerium für Bildung und Forschung zwischen 15.000 - 42.000 € pro Kopf (BmBF...). Sie werden zum Teil durch nur schwer als Daten erfassbare Faktoren verursacht, wie Einkommenseinbußen der Pflegepersonen durch die Pflegesituation, Folgeschäden durch Fehlverhalten durch Überforderung am Arbeitsplatz und auch in der Pflegesituation und weitere beeinflussende Bedingungen und Faktoren. Die Tatsache, dass die Datenerhebung im Rahmen der Demenz in der Regel erst durch die offizielle ärztliche Diagnosestellung erfolgt, lässt in der Dunkelziffer eine wesentlich höhere Anzahl an Betroffenen vermuten und auch die hier kalkulierten Kosten für den Gesundheitssektor als unterste Schätzungsgrenze gelten. Hier sind die zukünftigen Zahlen innerhalb der neuen Pflegegrade (vgl. SGB XI, § 14) interessant, die die dementiellen Erkrankungen bzw. kognitiven Einschränkungen als Pflegebedarf offiziell zukünftig statistisch erfassen und dokumentieren.

6.5 Verwertung der Forschungsergebnisse

Die Studie liefert erste wichtige Informationen und neue Impulse zur primären Zielausrichtung zukünftiger kommunaler Versorgungsstrukturen, dabei gibt sie Hinweise zum Bedarf und auch der Prioritätensetzung der nötigen Unterstützungsangebote. Aufgrund der regionalen Vergleichbarkeit der Studie mit dem geplanten Kommunalprojekt sind die Erkenntnisse bedingt auf die eigene und auch andere ländliche Kommunen mit kleinstädtischen Strukturen übertragbar. Da insbesondere die Rolle der Angehörigen oder auch direkten Pflegebezugspersonen zentrales Schlüsselelement einer guten Versorgung ist, kann empfohlen werden, an dieser Stelle präventive als auch situationsentlastende Angebote zur Verfügung zu stellen. Die Studie ergab aber auch, dass trotz des Gefühls der positiven Aufgabenbewältigung bereits in über 50% der Fälle eine Überforderung und der dringende Wunsch nach Entlastung besteht, was ein Zeichen dafür ist, dass hier schon die (Folge)-Auswirkungen chronischen Stresses vorhanden sind. Dieser Umstand spricht dafür, dass bereits zu Beginn der Erkrankung oder auch schon im Vorfeld der eigentlichen Diagnosestellung ein Bedarf an Angeboten besteht, der die negativen Auswirkungen im Vorfeld präventiv bearbeitet bzw. abmildern kann. Da es bisher keinerlei Angebote innerhalb der Kommune gibt, ist eine Unterversorgung in diesem Bereich gegeben und im Rahmen der bisherigen Forschungsergebnisse bestätigt. Der Sachverständigenrat im Gesundheitswesen formulierte dazu 2002: „Die teilweise oder gänzliche Verweigerung einer Versorgung trotz individuellen, professionell, wissenschaftlich und gesellschaftlich anerkannten Bedarfs, obwohl an sich Leistungen mit hinreichend gesichertem Netto-Nutzen und - bei medizinisch gleichwertigen Leistungsalternativen - in effizienter Form, also i. e. S. 'wirtschaftlich', zur Verfügung stehen, ist eine 'Unterversorgung'" (SVR 2000/2001:29). Im Jahr 2005 sprach sich der SVR erneut bezogen auf Demenz in Deutschland für eine Verbesserung der Versorgungssituation für Demenzerkrankte und ihre Angehörigen aus: „Die zunehmende Zahl Demenzkranker, eine vorhandene Unterversorgung und die Varianz in der Behandlung Betroffener sprechen dafür, diese Erkrankung im Rahmen integrierter Strukturen zu versorgen", denn einen Punkt darunter merkt er an: „Insbesondere Angehörige, die Demenzkranke pflegen, sind stark durch die Betreuung belastet und leiden vielfach selbst unter Gesundheitsproblemen....Pflegende Angehörige benötigen mehr Entlastungsmöglichkeiten als bisher, und der Pflegesektor muss Anreize zum Aufbau unterstützender Hilfestrukturen...erhalten" (SVR 2005:107,108).

15

In welchem Ausmaß diese negativen Faktoren auf die Auswirkungen der Pfle-gerolle der Bezugsperson kostenverursachend wirken, könnte gegebenenfalls ergänzend durch Hinzuziehung von Sekundärdaten der GKV analysiert werden. Ergebnisse von Langzeitstudien lassen hier Auswirkungen von Maßnahmen im Zeitvergleich darstellen oder weisen auch auf eventuelle sich ergebende Unter-schiede bei dem Erleben von Überlastungssymptomen im regionalen Vergleich hin. Damit könnten, gemessen an der Dichte der vorhandenen Versorgungsan-gebote oder anderer Auswahlkriterien, mögliche Korrelationen erfasst und überprüft werden.

6.6 Weitere sich ergebende Fragestellungen aus der Studie

Es stellt sich folgend die Frage, wie es möglich ist, den Zugang ins Versor-gungssystem zu erleichtern und damit vorzuverlegen. Die vorgestellte Studie *VerAH- Dem* wurde zum Großteil mit Probanden durchgeführt, die bereits Er-fahrungen im Umgang mit dem Gesundheitssystem aufweisen, bzw. überwie-gend schon in eine Pflegestufe eingruppiert waren. Alle Teilnehmer waren au-ßerdem auch diagnostisch bereits im Rahmen der Demenz offiziell als „Be-troffene" erfasst. Welche Maßnahmen eignen sich im Vorfeld der Erkrankung, in der beschriebenen und von allen erlebten „stürmischen Zeit", um den Eintritt in die Versorgungslandschaft im Vorfeld der Erkrankung besser zu gestalten und die Grenze des Zugangs in den präventiven Bereich der Gesundheitsförderung zu verschieben? Hier gibt die veröffentlichte und bereits benannte Folgestudie wichtige Hinweise im Sinne einer gezielten Vernetzung der an der Versorgung beteiligten Akteure. Daher sind weitere Recherchen, auch unter Einbezug ande-rer Datenbanken, wie beispielsweise DIMDI (Deutsches Institut für Medizinische Dokumentation und Information) oder den weiterführenden Links und For-schungseinrichtungen notwendig, um hier weitere ergänzende und auch aussa-gekräftige Daten und Informationen zur weiteren Planung zu erhalten. So sollte auch eine Recherche bei anderen Datenbanken der wichtigen und für die De-menz relevanten Bezugswissenschaften erfolgen. Im Rahmen der evidenzba-sierten Medizin wurde bereits eine S3-Leitlinie Demenz veröffentlicht, die er-gänzend wichtige Informationen und Versorgungsaspekte aus der medizini-schen Sicht liefert und die ebenso der Planung der Angebote berücksichtigt werden muss. Hinzuzuziehen wäre in diesem Fall auch evidenzgesichertes Wissen aus den Pflegewissenschaften, welches in Form der Expertenstandards, anwendbares und auf alle Bereiche übertragbare Vorgaben zu ersten ausgewählten Thematiken bereitstellt. Für das geplante Versorgungsprojekt sollte daher der „Expertenstandart Entlassungsmanagement" unbedingt Beachtung finden, da er die Schnittstelle vom stationären zum ambulanten Pflegebereich verbindlich strukturiert vorgibt (vgl. DNQP 2009).

Die Datensammlung der Plattform „Versorgungsforschung Deutschland.de" ist auf freiwilliger Basis entstanden, daher erhebt sie keinen Anspruch auf Vollständigkeit. Sie kann lediglich einen kleinen Ausschnitt der vielseitigen und durch die verschiedenen Wissenschaftsdisziplinen entstandenen Forschungsarbeiten liefern. Allerdings bietet sie an den entsprechenden Stellen die jeweiligen Verlinkungen zu allen deutschen großen Forschungsgesellschaften und - verbünden, sowie Verweise auf weiterführende Studien und nationale, sowie internationale Literatur. Die Übersicht über die Träger der Forschungsprojekte weist ein sehr buntes und heterogenes Bild an Fachdisziplinen unterschiedlicher Herkunft auf. Demnach sind die Arbeiten teilweise entsprechend fachspezifisch fokussiert und dann für einen geringen oder auch gezielten Kreis an Nutzern aussagekräftig. Die Datenbank ist stark medizinisch dominiert, was zum Teil an finanziellen Möglichkeiten der Forschung liegen kann, denn vor allem Projekte mit direkter medizinischer Indikationsstellung sind durch Pharmaunternehmen, große Medizingesellschaften und Forschungsunternehmen getragen, was eine kritische Betrachtung von Studienzielen, der Studiendurchführung und auch der Ergebnisdarstellung erfordert. Besonders auffallend in diesem Zusammenhang ist, dass sich überdurchschnittlich viele Forschungsarbeiten momentan mit der Indikation der Psoriasis befassen, wohingegen andere Erkrankungen von hoher gesellschaftlicher Relevanz nur vereinzelt auftauchen. Im klassischen Pflegeversorgungsbereich finden sich als forschende und auch fördernde Organisationen vor allem große Universitäten, die fachspezifischen Fachhochschulen und auch Verbünde von Kliniken mit gemeinsamer Forschungsindikation oder Ausgangsproblematik.

7 Stand der Demenzversorgung in Deutschland als Ausgangspunkt für Folgeforschung

Die Ergebnisse, die im Rahmen der Recherche erzielt wurden, geben Anlass zur weiteren differenzierteren Recherche und generieren neue Fragestellungen. Daher kann anhand der vollzogenen Recherche gut abgebildet werden, dass die Versorgungsforschung als ein stetiger Prozess der Entwicklung verstanden werden muss, der nun beginnt, die ersten Früchte zu tragen und sich zu entfalten. Aufgrund der noch sehr jungen Tradition und der Tatsache, dass gerade hierzulande die Ärzteschaft die Entwicklung maßgeblich vorantrieb, ist sie, zumindest subjektiv und entgegen des amerikanischen Vorbildes, (noch) stark von der medizinischen Dominanz geprägt. Deutlich wird in der Übersicht der Datensammlungen auch der finanzielle Aspekt der Forschung, denn gerade die überwiegende Trägerschaft durch große wissenschaftliche Institute oder Forschungsverbünde kann ein Anzeichen für die dazu nötigen hohen finanziellen Aufwendungen sein oder auch ein Hinweis auf die die Forschung ermöglichenden, zum Teil komplexen und komplizierten Antragsverfahren, sowie deren Zuständigkeiten. Deshalb stellen die Verlinkungen auch Informationen über mögliche Förderer von Forschungsvorhaben im Bereich der Versorgungsforschung zur Verfügung, die Anschlusssuchen in den verschiedenen Bereichen ermöglichen.

Da es sich bei der Versorgungsforschung um ein internationales Forschungsgebiet amerikanischen Ursprungs handelt, sind viele Studien und Publikationen ausschließlich in englischer Fassung verfügbar. Vor allem die Nutzung großer Datenbanken wie „PubMed" setzt gute Englischkenntnisse voraus, was aufzeigt, wie wichtig das Beherrschen einer gemeinsamen wissenschaftlichen Fachsprache ist, um Informationen aus den verschiedenen Bereichen problemlos übersetzen und verstehen zu können. Das Recherchieren der Ergebnisse bedeutet trotz Datenbank und allen Suchfunktionen einen enormen Zeitaufwand. Es finden sich viele Daten und Ergebnisse zu den einzelnen Themen, allerdings war mehrfach festzustellen, dass es an anderer Stelle bereits aktuellere Ergebnisse oder weiterführende Forschung gab oder auch aktuell gibt. Dies sollte aber motivieren, weiter nach dem optimalen Weg zu suchen und nicht daran zu verzagen. Die im Rahmen der Recherche gefundenen und letztendlich herangezogenen Studien müssen einzeln auf ihre Zielausrichtung und auch Methodik betrachtet werden und hinsichtlich ihres Auftraggebers auf Validität überprüft, bzw. mit anderen Studien zu diesem Thema in Vergleich gesetzt werden. Um an detailliertere Informationen zu den einzelnen Studien zu gelangen sind weitere Recherchen in Form von Zeitaufwand und zusätzlichen Finanzmitteln zu kalkulieren. Hier bieten Datenbanken wie DIMDI (Deutsches Institut für Medizinische Dokumentation und Information) zum Teil Zusammenfassungen mehrerer ausgewählter und evidenter Studien zu einer Thematik als Orientierungshilfe, was damit ein zeitersparender und hilfreicher Vorteil bei der Recherche sein kann. Die dort verzeichneten Studien wurden nach den Kriterien des wissenschaftlichen Arbeitens beurteilt und diskutiert, was zeitsparend ist und eine gute Strukturierungshilfe bietet.

Die Versorgungsforschung liefert vielen Professionen somit wichtige und immer wieder neue Erkenntnisse zur zukünftigen Gestaltung von Versorgungsbereichen und Strukturen. Sie legitimiert die Ansprüche der Patienten und Versorger, wissenschaftlich fundiert und aufbereitet, für politisch Verantwortliche, sowie alle an der Versorgung beteiligten Akteure. Während mit Stand vom 21.08.2013 bei der Datenplattform „PubMed" 3259 Forschungsprojekte angegeben waren (vgl. Hoffmann 2015:5), sind inzwischen dort 4546 deutsche Projektvorhaben verzeichnet (Stand 20.02.2017).

Sie kommuniziert im Zusammenspiel der Wissenschaften in der jeweiligen Dolmetscher- oder auch Vertreterfunktion und ermöglicht dadurch einen internationalen und auch interdisziplinären Wissenstransfer, sowie Perspektivwechsel für alle Zielgruppen. Kritisch anzumerken ist es, dass der besagte Wissenstransfer nicht immer zeitnah in die Bereiche der eigentlichen Versorgungsstrukturen an der Basis gelangt, was, gemessen an der immer schnelleren demographischen Entwicklung, damit zu träge und langsam geschieht. Dies wird auch dadurch nochmals bekräftigt, dass trotz der ausgesprochenen Empfehlungen des SVR 2001 und 2005 die Unterversorgung bei dementiellen Erkrankungen nicht behoben ist, sondern dem entgegen sogar weiter ansteigt. Es stellt sich die Frage, inwieweit und vor Allem, wie schnell es gelingt, die Ergebnisse für die Praxis transparent und anwendbar zu machen und sie zu transferieren. Denn letztendlich entscheiden gesetzliche und politische Rahmenvorgaben über die Ausgestaltung der Möglichkeiten, in dem sie finanzielle und juristische Rahmenbedingungen schaffen, um die Versorgung nach wissenschaftlichen Erkenntnissen hochwertig zu gestalten und zu ermöglichen. Das stellt auch Hoffmann in einem Vortrag der Universität Bremen fest und fordert in diesem Zusammenhang eine „...Politikfolgeforschung, die die Konsequenzen von gesundheitspolitischen Entscheidungen, Strukturen und auch Rahmenbedingungen" (Hoffmann, 2013:57,58.), aufdeckt. Er bemängelt in Deutschland ein reines „politisches Lösen" der Probleme, anstatt der Methodik einer evidenzbasierten und nachweislichen Vorgehensweise, was die Versorgungsforschung in seinen Augen auf eine „...leider zu oft auf die nachgehende Beobachtung, Analyse und Bewertung von „natürlichen" Experimenten der Gesundheitspolitik, der Selbstverwaltungen und anderen Akteuren im System..." (Hoffmann 2015: 57) reduziert. Amelung stellte dazu bereits 2012 fest, dass sich auch die „...Gesundheits- und Wirtschaftspolitik zunehmend überschneiden..." (Amelung 2012:17). Hier kann die Versorgungsforschung mit ihren Ergebnissen wichtige Überzeugungsarbeit bei den politisch Verantwortlichen leisten, indem Sie die Folgen politischen Handelns im Rahmen der Gesundheitsversorgung anhand der gegebenen und auch zukünftigen Versorgungssituation beleuchtet, kommuniziert und deren Ergebnisse auch öffentlich kritisch zur Diskussion stellt. Es müssen Wege gefunden werden, die den Gesundheits- und Sozialbereich mit den Verwaltungsbereichen im kommunalen Setting neu strukturieren und neue Modelle der integrierten Zusammenarbeit ermöglichen. Die Versorgungsforschung spricht sich in allen von mir gesichteten Literaturen für die Gestaltung eines Innovativen Versorgungsmanagements aus, so benennt auch Amelung „die Optimierung der Verzahnung zwischen den Versorgungssektoren...zu den bedeutendsten Herausforderungen der Gesundheitspolitik" (Amelung 2011:9). Und damit dies gelingen kann, müssen die Strukturen, in denen die Menschen versorgt werden, immer wieder betrachtet und auch den Bedarfen angepasst werden.

8 Anlagenverzeichnis

9 Literaturverzeichnis

Amelung, V.E. (2011): Innovatives Versorgungsmanagement: Neue Versorgungsformen auf dem Prüfstand, Medizinisch Wissenschaftliche Verlagsgesellschaft, Berlin

Amelung, V.E. et al (2012): Managed Care: Neue Wege im Gesundheitsmanagement, 5. Auflage, Gabler, Wiesbaden

Arbeitskreis Versorgungsforschung (2004): Definition und Abgrenzung der Versorgungsforschung, URL: http://www.versorgungsforschung-deutschland.de/Definition.pdf [Stand: 29.12.2016]

Becker, F.G. (2007): Wissenschaftliches Arbeiten. Studienbrief 3: Recherchieren, Zitieren, Gestalten- Eine praktische Hilfe zur Erstellung von Haus- und Abschlussarbeiten, Studienbrief der Hamburger Fern- Hochschule, Hamburg

Braun, E. et al (2014): „Managed Care für Deutschland- Ein ganzheitliches Konzept unter besonderer Berücksichtigung von Finanzierungsüberlegungen"- Ergebnisorientierung Gesundheitsökonomik. URL: http://www.destatis.de/DE/Publikationen/ Statistisches-Jahrbuch/StatistischesJahrbuch2014pdf?blob=publicationFileg [Stand: 29.11.2016]

Brieskorn- Zinke, M. (2007): Public Health Nursing- Der Beitrag der Pflege zur Bevölkerungsgesundheit, Stuttgart: Kohlhammer

Bueker, C. (2014): Versorgungsforschung. Studienbrief 3: Aufdeckung von Versorgungsdefiziten, Studienbrief der Hamburger Fernhochschule, Hamburg

Bundesministerium für Familie, Senioren, Frauen und Jugend (2014): Lokale Allianzen für Menschen mit Demenz. URL: http://www.lokale-allianzen.de/ programm/allianz-fuer-menschen-mit-demenz.html [Stand: 09.12.2016]

Deutsche Alzheimer- Gesellschaft (o.O.): Die Häufigkeit von Demenzerkrankungen-Infoblatt 1. URL: https://www.deutschealzheimer.de/fileadmin/alz/pdf/factsheets/ infoblatt1_haeufigkeit_demenzerkrankungen_dalzg.pdf [Stand: 29.12.2016]

Deutsche Gesellschaft für Psychiatrie und Psychotherapie, Psychosomatik und Nerven heilkunde et. al (2015): S3- Leitlinie Demenzen- Langversion, 1. Revision, Konsertierungsversion für öffentliche Kommentierung, Köln. URL: https://www.dgppn.de/fileadmin/user_upload/_medien/download/pdf/kurzversion-leitlinien/REV_S3-leiltlinie-demenzen.pdf [Stand: 12.01.2017]

Deutsches Netzwerk für Versorgungsforschung (2017a): Geschichte. URL: http://www.netzwerk-versorgungsforschung.de/index.php?page=geschichte [Stand: 29.12.2016]

Deutsches Netzwerk für Versorgungsforschung (2017b): Über den Verein. URL: http://www.netzwerk-versorgungsforschung.de/index.php?page=ueber uns [Stand: 29.12.2016]

Deutsches Netzwerk für Qualitätsentwicklung in der Pflege (2009): Expertenstandard Entlassungsmanagement in der Pflege, Auszug aus der Veröffentlichung. URL: https://www.dnqp.de/fileadmin/HSOS/Homepages/DNQP/Dateien/Expertenstandards/Entlassungsmanagement_in_der_Pflege/Entlassung_Akt_Auszug.pdf

Hoffmann, F. (2013): Versorgungsforschung- Methodische Grundlagen und praktische Beispiele, Wineg Summer School, Vortrag der Universität

Bremen. URL: https://www.tk.de/centaurus/servlet/ content-blob/575592/Datei/2881/WINEG-Summer-School-2013-Vortrag-Hoffmann-Versorgungsforschung.pdf [Stand: 12.01.2017]

Holle,B. (2015a): VerAH- Dem- Verläufe häuslicher Versorgungsarrangements für Menschen mit Demenz.
URL: http://www.versorgungsforschung-deutschland.de/show.php?pid=2541   [Stand: 03.01.2017]

Holle B. (2015b): DemNet-D — Multizentrische, interdisziplinäre Evaluationsstudie von Demenznetzwerken in Deutschland. URL: https://www.dzne.de/standorte /witten/projekte/demnet-d.html [Stand: 03.01.2017]

Karbach, U. (2014): Versorgungsforschung. Studienbrief 4: Innovative Versorgungskonzepte. Studienbrief der Hamburger Fernhochschule, Hamburg

Pfaff, H. et al (2011): Lehrbuch Versorgungsforschung: Systematik, Methodik, Anwendung- Schriftenreihe des Bundesverbandes Managed Care, Schattauer,Stuttgart

Sachverständigenrat zur Begutachtung und Entwicklung im Gesundheitswesen (2001): Gutachten 2000/2001- Bedarfsgerechtigkeit und Wirtschaftlichkeit, Bonn. URL: http://www.svr-gesundheit.de/index.php?id= [Stand: 23.12.2016]

Sachverständigenrat zur Begutachtung und Entwicklung im Gesundheitswesen (2005): Gutachten 2005- Koordination und Qualität im Gesundheitswesen, Bonn.
URL: http://www.svr-gesundheit.de/index.php?id=16 [Stand: 23.12.2016]

Schmacke, Norbert (2014): Versorgungsforschung- Einführung in die Versorgungsforschung, Studienbrief 1 der HFH, Hamburg

Schmacke, Norbert (2014): Versorgungsforschung- Kernbereiche der Versorgungsforschung, Studienbrief 2 der HFH, Hamburg

Versorgungsforschung- Deutschland (o.O.): Projektdatenbank Versorgungsforschung.
URL: http://www.versorgungsforschung-deutschland.de/home.php
[Stand: 03.01.2017]

10 Anlagen

Anlage 1

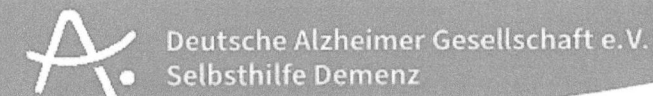

Deutsche Alzheimer Gesellschaft e.V.
Selbsthilfe Demenz

Informationsblatt 1

Die Häufigkeit von Demenzerkrankungen

In Deutschland leben gegenwärtig fast 1,6 Millionen Demenzkranke; zwei Drittel von ihnen sind von der Alzheimer-Krankheit betroffen. Jahr für Jahr treten etwa 300.000 Neuerkrankungen auf. Infolge der demografischen Veränderungen kommt es zu weitaus mehr Neuerkrankungen als zu Sterbefällen unter den bereits Erkrankten. Aus diesem Grund nimmt die Zahl der Demenzkranken kontinuierlich zu. Sofern kein Durchbruch in Prävention und Therapie gelingt, wird sich nach Vorausberechnungen der Bevölkerungsentwicklung die Krankenzahl bis zum Jahr 2050 auf rund 3 Millionen erhöhen. Dies entspricht einem mittleren Anstieg der Zahl der Erkrankten um 40.000 pro Jahr oder um mehr als 100 pro Tag. Die Zahl der früh, d.h. vor dem 65. Lebensjahr Erkrankten beträgt etwa 20.000; in der Bevölkerung ohne deutsche Staatsangehörigkeit gibt es etwas mehr als 40.000 Erkrankte.

Anzahl der Menschen mit Demenz (Prävalenz)

Als Prävalenz wird die Anzahl der Kranken in der Bevölkerung zu einem bestimmten Zeitpunkt bezeichnet. Gemeinsamen Schätzungen von Weltgesundheitsorganisation und Alzheimer's Disease International zufolge litten 2015 weltweit 46,8 Millionen Menschen an einer Demenz – einer erworbenen Beeinträchtigung der geistigen Leistungsfähigkeit, die Gedächtnis, Sprache, Orientierung und Urteilsvermögen einschränkt und so schwerwiegend ist, dass die Betroffenen nicht mehr zu einer selbstständigen Lebensführung in der Lage sind. Deutschland liegt unter allen Nationen nach der Gesamtzahl übertroffen lediglich von China, den USA, Indien und Japan.

Als häufigste Ursache einer Demenz gilt in den westlichen Ländern die Alzheimer-Krankheit, deren Anteil auf mindestens zwei Drittel der Krankheitsfälle geschätzt wird, gefolgt von den vaskulären Demenzen, die durch Schädigungen der Blutgefäße des Gehirns verursacht werden. Oft treten Mischformen der beiden Krankheitsprozesse auf.

Grundlage der nachfolgenden Schätzungen der Zahl von Demenzkranken bilden die neueren Resultate aus europäischen Feldstudien (EuroCoDe-Daten von Alzheimer Europe). Die Schätzungen erfolgen somit unter der Annahme, dass es zwischen den europäischen Ländern keine fundamentalen Unterschiede im Vorkommen von Demenzerkrankungen gibt. Eine Schätzung alleine auf der Basis von deutschen Feldstudien erscheint nicht angemessen, da nur wenige Studien durchgeführt wurden und die Gefahr besteht, dass aufgrund der zumeist geringen Stichprobenumfänge die alters- und geschlechtsspezifischen Prävalenzraten teilweise nur ungenau bestimmbar sind.

Legt man die europäischen Prävalenzraten einer Schätzung der Krankenzahl zugrunde, so litten von den älteren Menschen in Deutschland zum Ende des Jahres 2014 knapp 1,6 Millionen an Demenzerkrankungen. Die Prävalenzraten steigen steil mit dem Alter an. Wie aus Tabelle 1 hervorgeht, verdoppelt sich die Krankenziffer im Abstand von jeweils etwa fünf Altersjahren und nimmt von etwas mehr als 1 % in der Altersgruppe der 65-69-Jährigen auf rund 40 % unter den über 90-Jährigen zu.

Bis vor wenigen Jahren war nicht auszuschließen, dass die Schätzungen der Krankenzahl für Deutschland zu hoch ausfallen. Da es seit 1987 keine Volkszählung mehr gegeben hatte, bestanden Zweifel daran, ob die Bevölkerungszahlen der amtlichen

amtlich ausgewiesen (Scholz und Idanov, 2008). Weil Demenzen vor allem in den höchsten Altersgruppen auftreten, würde man in diesem Fall die Zahl der Menschen mit Demenz beträchtlich überschätzen. Im Jahr 2011 wurde ein Zensus durchgeführt, der den aktuellen Bevölkerungsstand widerspiegeln sollte. Die nachfolgenden Schätzungen der Krankenzahl beziehen sich auf diese Daten des Zensus, die bis zum Ende des Jahres 2014 fortgeschrieben wurden. Inzwischen liegt auch eine Bevölkerungsvorausberechnung auf der Basis der Zensusdaten vor. Für die Vorausschätzungen der Krankenzahl bis zum Jahr 2060 wurden zwei Varianten dieser neuen, 13. Bevölkerungsvorausberechnung verwendet.

Anlage 2

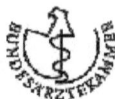

Arbeitskreis Versorgungsforschung"
beim Wissenschaftlichen Beirat

Definition und Abgrenzung der Versorgungsforschung

Dieses Papier wurde am 08.09.2004 unter dem Vorsitz von Prof. Dr. Schwartz vom „Arbeitskreis Versorgungsforschung" beim Wissenschaftlichen Beirat der Bundesärztekammer verabschiedet.
Mitglieder der Redaktionsgruppe waren: Prof. Dr. Hofmann, Greifswald, Frau Prof. Dr. Kurth, Berlin, Prof. Dr. Ohmann, Köln, Prof. Dr. Pfaff, Köln (Federführender), Prof. Dr. Schwartz, Hannover, und Prof. Dr. von Troschke, Freiburg.

Definition der Versorgungsforschung

Methodische / funktionale Definition

Versorgungsforschung ist ein grundlagen- und anwendungsorientiertes fachübergreifendes Forschungsgebiet, das

1. die Inputs, Prozesse und Ergebnisse von Kranken-[1] und Gesundheitsversorgung[2], einschließlich der auf sie einwirkenden Rahmenbedingungen mit quantitativen und qualitativen, deskriptiven, analytischen und evaluativen wissenschaftlichen Methoden beschreibt,

2. Bedingungszusammenhänge soweit möglich kausal erklärt sowie

3. zur Neuentwicklung theoretisch und empirisch fundierter oder zur Verbesserung vorhandener Versorgungskonzepte beiträgt,

4. die Umsetzung dieser Konzepte begleitend oder ex post erforscht und

5. die Wirkungen von Versorgungsstrukturen und -prozessen oder definierten Versorgungskonzepten unter Alltagsbedingungen mit validen Methoden evaluiert. [3]

---

[1] Unter Krankenversorgung wird die medizinische und psychosoziale Betreuung, Pflege, Diagnose, Behandlung, Rehabilitation und Nachsorge eines kranken Menschen durch medizinische und nicht-medizinische Anbieter von Gesundheitsleistungen verstanden, einschließlich der Förderung der Selbstkompetenz und Selbstversorgung.

[2] Der Begriff der **Gesundheitsversorgung** umschließt alle Formen sowohl individuumsbezogener als auch populationsbezogener Prävention und Gesundheitsförderung, die durch medizinische und nicht-medizinische Gesundheitseinrichtungen und -fachkräfte erbracht werden (Institutions- und Professionsprinzip); dies schließt auch die Förderung der Selbstkompetenz und Selbstversorgung ein.

[3]. Der methodische Forschungsansatz der fünften Funktion der Versorgungsforschung (Evaluation der Wirkungen von Versorgungsstrukturen und -prozessen oder definierten Versorgungskonzepten unter Alltagsbedingungen mit validen Methoden) schließt von den fünf Forschungsebenen

    (I)   experimentelle Grundlagenforschung und ätiologisch orientierte epidemiologische Studien (erzeugen Innovationspotentiale)

    (II)   klinische und klinisch-epidemiologische Forschung sowie quasi-experimentelle epidemiologische Studien (schaffen Evidenz unter kontrollierten Bedingungen, häufig unter idealtypischen Bedingungen)

    (III)   Metaanalyse und systematische Reviews (kompilieren und bewerten verfügbare Evidenz)

    (IV)   Evidenzbasierte Medizin (implementiert die beste verfügbare Evidenz in die Praxis) und

    (V)   Evaluation der Wirkungen implementierter Versorgungsstrukturen unter Alltagsbedingungen

die Ebenen I, III, IV teilweise und die Ebene V vollständig ein.

Anlage 3 – Die Studie VerAH- Dem: Zusammenfassung Ergebnisse

Datenbasis	Primärdaten
Studiendesign	Querschnittstudie
	Literaturarbeit
	Qualitative Interviews/Fragebögen (Mixed-Mtehods-Design)
Untersuchte Geschlechter	weiblich und männlich
Untersuchte Altersgruppen	nicht untersucht

Ergebnisse

Im Rahmen der Studie wurde ein Instrument zur Erfassung häuslicher Versorgungsarrangements für Menschen mit Demenz (D-IVA) entwickelt und pilotiert. Das Instrument hat sich als geeignet für die Anwendung im Setting Häuslichkeit erwiesen und wird derzeit in einer Evaluationsstudie von Demenznetzwerken in Deutschland (siehe DemNet-D) in modifizierter Form als angewendet. Aus den qualitativen Daten konnte ein Modell zum Versorgungshandeln informell Pflegender von zu Hause lebenden MmD im Verlauf der Erkrankung entwickelt werden.

Zusammenschau zentraler Ergebnisse: Die mit der Fragebogenerhebung erfassten 102 Versorgungarrangements unterscheiden sich bezüglich der soziodemographischen Charakteristika der eingeschlossen MmD und ihrer informellen Pflegepersonen nicht wesentlich von den Ergebnissen anderer Studien: Die versorgten Personen sind im Durchschnitt älter als 80 Jahre und werden meist von Kindern oder (Ehe-) Partnern versorgt, wobei der überwiegende Anteil der informellen Pflegepersonen weiblich ist. Die am häufigsten vorgefundene Wohnform (43,1%) war die Person mit Demenz im eigenen Haushalt gemeinsam mit einem (Ehe-) Partner. Nach Angaben der Befragten bestanden die Versorgungsarrangements im Durchschnitt seit 3-4 Jahren und die MmD waren meist in einem hohen Maß auf die Hilfe und Unterstützung anderer im Alltag angewiesen. Das untersuchte Sample repräsentiert eine Gruppe von MmD, die zum Großteil bereits Kontakt mit dem gesundheitlichen Versorgungssystem gehabt haben. Die Mehrheit hatte eine Demenzdiagnose (89,2%), eine Pflegestufe (89,6%) und einen gesetzlichen Betreuer (60,9%) und in den meisten Fällen bereits zahlreiche professionelle Hilfen in Anspruch genommen. Nur ein kleiner Teil (14,7%) erhielt keinerlei professionelle Hilfe und Unterstützung.

Darüber hinaus konnte gezeigt werden, dass bereits im ersten Jahr nach Auftreten der Symptome Kontakt zum professionellen Hilfesystem gesucht wird, die in Anspruch genommen Hilfen jedoch im Krankheitsverlauf u.U. wechseln. Ambulante Pflegedienste sind dabei die prominenteste Form der Hilfe (Inanspruchnahme in 52% der Arrangements).

In der analysierten Stichprobe war die überwiegende Zahl der Befragten optimistisch, die Versorgung auch bei Fortschreiten der Demenz gut (40,7%) bzw. unter Zuhilfenahme zusätzlicher Hilfen (49,5%) zu Hause gewährleisten zu können. In den Assoziationsanalysen konnte gezeigt werden, dass innerhalb des untersuchten Samples ein statistischer Zusammenhang zwischen einer optimistischen Einschätzung hinsichtlich der zukünftigen Gestaltung der Versorgungssituation und dem Vorliegen einer hohen Pflegestufe (2 oder 3) bestand.

Es wurde deutlich, dass der geleistete Anteil an informeller Pflege- und Versorgungszeit hoch ist und verschiedene Menschen aus dem sozialen Umfeld an der Versorgung beteiligt sind. In 71 Versorgungsarrangements wurde täglich informelle Versorgung und Pflege erbracht. Die informelle Pflegezeit wurde in diesen Arrangements mit durchschnittlich 12,2 Stunden pro Tag angegeben. Evtl. ist dieses Engagement einer der Gründe, warum die Versorgung von dem meisten Befragten als funktionsfähig empfunden wird. Gleichzeitig wird an dieser Stelle aber auch deutlich, wie sehr die Stabilität häuslicher Versorgungsarrangements von der Unterstützung der Familien abhängig ist. Bei der Auswertung der offenen Antwortkategorien, was die Inanspruchnahme formeller Hilfen ausgelöst hatte, waren Überlastung der primären Pflegeperson bzw. die Notwendigkeit für Erholungszeiten dann auch die am häufigsten genannten Gründe.

Die Analyse der qualitativen Daten zeigt einen phasenförmigen Verlauf im Versorgungshandeln informeller Pflegepersonen, der insbesondere zu Beginn der Erkrankung durch â€œstürmische Zeitenâ€ gekennzeichnet ist, die entweder in stabile Versorgungsroutinen übergehen oder die Institutionali-sierung der Person mit Demenz nach sich ziehen. In Übereinstimmung mit den quantitativen Ergeb-nissen beschrieben die Interviewpartner, dass es die frühen und mittleren Phase der Erkrankung sind, die von den betroffenen Familien als besonders herausfordernd empfunden werden. Die Fallrekonstruktionen werden vier typische Ausprägungen des Versorgungshandelns informeller Pflegepersonen einer zu Hause lebenden Person mit Demenz repräsentieren.

Schlussfolgerungen: Das entwickelte Instrument D-IVA wurde in VerAH-Dem pilotiert und wird derzeit in DemNet-D in modifizierter Form in mehreren Erhebungswellen mit einem größeren Stichprobenumfang angewendet (n= 455 bei T0). So können die Ergebnisse aus beiden Studien zu einem späteren Zeitpunkt abgeglichen und ggfs. für weitere Analysen gepoolt werden. Der gewählte Mixed-Methods Ansatz erwies sich als sinnvoll. Die untersuchten Versorgungsarrangements können in ihrer Struktur beschrieben werden und es zeigen sich typische Konstellationen. Darüber hinaus wurden Phänomene wie Stabilität und Normalität in Familien mit Demenz identifiziert, die Impulse für weitere Forschung liefern.

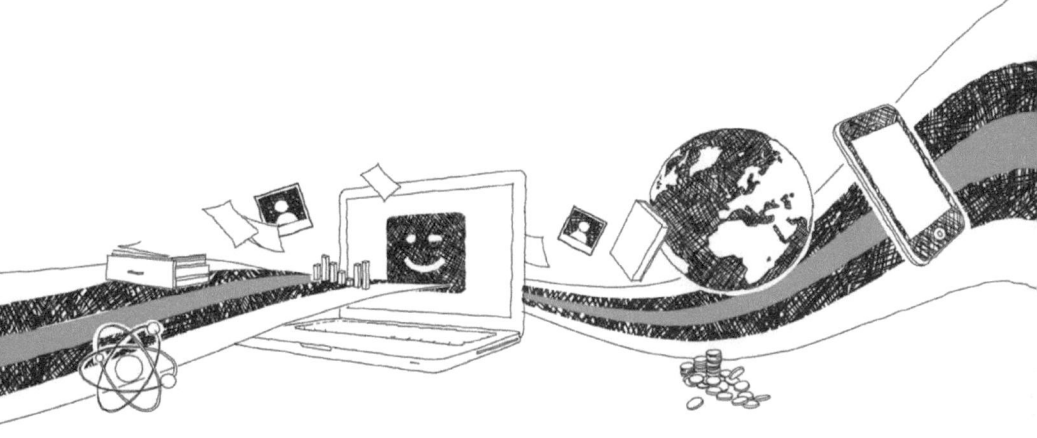
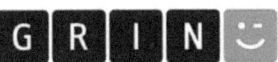